Fácil y sencillo
BANDA DE RESISTENCIA
Entrenamientos para personas mayores de 50 a 70 años

Una guía ilustrada para mejorar la fuerza, la movilidad, el equilibrio, la flexibilidad, el alivio del dolor y la prevención de lesiones Y la salud en general mientras estás en casa O en movimiento

ALEXA GRAHAMS

Tabla de contenido

Comida rica en nutrientes
Dormir
Actividades ligeras (yoga, natación,
caminata)

CONCLUSIÓN

INTRODUCCIÓN

MEJORA TU ESTADO FÍSICO, UNA BANDA A LA VEZ

Descubra el poder transformador de los ejercicios con bandas de resistencia diseñados específicamente para personas mayores. Este innovador enfoque del fitness está diseñado para empoderar a quienes prefieren un entrenamiento con más apoyo, ofreciendo una alternativa suave pero eficaz a las rutinas de ejercicios tradicionales.

¿Las pesas libres son demasiado engorrosas, el equilibrio supone un desafío o los entrenamientos de alto impacto son un recuerdo lejano? Los ejercicios con bandas de resistencia para personas mayores son la solución de entrenamiento que aporta los beneficios del entrenamiento de fuerza. Es como tener un gimnasio personal sin la necesidad de equipos pesados ni maniobras complicadas.

Este método de entrenamiento personalizado es un punto de inflexión para las personas mayores que buscan un enfoque más suave para ejercitar los músculos. Dile adiós a las preocupaciones sobre cómo mantener el equilibrio durante los movimientos más difíciles: con las bandas de resistencia, tendrás un compañero confiable en cada paso del camino.

Las ventajas son sustanciales. Los ejercicios con bandas de resistencia para personas mayores ofrecen una vía para mejorar la flexibilidad, la fuerza y el equilibrio, al mismo tiempo que promueven una sensación relajante. Es la opción perfecta para personas mayores, personas con necesidades físicas especiales o cualquier persona que desee un entrenamiento más suave que una suave brisa.

La accesibilidad es lo más importante. Ya sea que estés en un centro para personas mayores, en la comodidad de tu hogar o incluso incorporando ejercicios de forma discreta durante las actividades diarias, los ejercicios con bandas de resistencia llevan la actividad física directamente a tu silla o colchoneta.

No es necesario destinar espacio para voluminosos equipos de gimnasio; sus confiables bandas de resistencia transforman cualquier asiento o tapete en una fortaleza de fuerza.

¿Qué diferencia a los ejercicios con bandas de resistencia? Es la combinación de movimientos suaves, estiramientos específicos y el flujo rítmico de la respiración controlada, una experiencia holística que te hace sentir como si estuvieras deslizándote con gracia a través de un entrenamiento diseñado especialmente para ti. Tus bandas de resistencia se convierten en tu compañera confiable, brindándote estabilidad y equilibrio sin aprensión.

Si los equipos de gimnasio tradicionales te resultan intimidantes y buscas un entrenamiento que no te deje sintiéndote fatigado con solo entrar al espacio de ejercicio, los ejercicios con bandas de resistencia para personas mayores podrían ser la revelación del fitness que has estado esperando. Emprendamos este viaje juntos, donde la fuerza se combina con la comodidad y cada estiramiento te acerca a tus objetivos de bienestar.

BENEFICIOS DEL ENTRENAMIENTO CON BANDAS DE RESISTENCIA PARA PERSONAS MAYORES

La edad es solo un número, y los ejercicios con bandas de resistencia están aquí para redefinirla. Si estás atravesando la edad dorada, no dejes que nadie te convenza de que un entrenamiento vigoroso está fuera de tu alcance. Los ejercicios con bandas de resistencia son tu arma secreta, diseñados para revolucionar tu rutina diaria con un enfoque en las necesidades físicas únicas de las personas mayores.

Empecemos por la piedra angular del bienestar: la flexibilidad. Los ejercicios con bandas de resistencia actúan como un elixir rejuvenecedor para las articulaciones y los músculos. Estos estiramientos y movimientos intencionados sirven como pase de ida y vuelta a una vida de agilidad. Considérelo como un WD-40 para su cuerpo, que le permite decir adiós a la rigidez y la incomodidad y estar listo para atravesar los años con facilidad.

¡Fuerza, allá vamos! Los ejercicios con bandas de resistencia constituyen tu rutina integral en el gimnasio y trabajan cada grupo muscular. Mantener el tono muscular es crucial para las tareas diarias, y estos ejercicios te permiten flexionar esos músculos y mostrar tu fuerza sin esfuerzo.

El equilibrio, el verdadero campeón. A medida que envejecemos, mantener el equilibrio puede convertirse en un desafío, pero los ejercicios con bandas de resistencia están aquí para ayudarlo. Con posturas y ejercicios específicos dedicados a mejorar el equilibrio, se mantendrá firme como una roca. Se acabó el tango con la gravedad: está del lado ganador.

Dolor, encuentra tu pareja ideal. El dolor crónico, la artritis y el malestar no son rival para los efectos calmantes de los ejercicios con bandas de resistencia. Gracias a una mejor postura, el alivio de la tensión muscular y una mejor salud de las articulaciones, estos ejercicios son una verdadera competencia para el dolor.

¿Estrés? ¡Dile adiós! Los ejercicios con bandas de resistencia dominan el arte de incorporar técnicas de respiración profunda y relajación. El estrés y la ansiedad, esos compañeros indeseables, se van rápidamente. El zen y la tranquilidad se convierten en tus nuevos aliados.

La mente sobre la materia. Los ejercicios con bandas de resistencia actúan como una rutina de gimnasia mental. Fomentan la atención plena y establecen una sólida conexión entre la mente y el cuerpo, lo que mejora la claridad mental y la función cognitiva. ¡Saluda a una mayor capacidad mental!

¿Mantiene una buena postura? Los ejercicios con bandas de resistencia aportan valiosas lecciones para mantener una postura saludable. Diga adiós al dolor de espalda y cuello y dé la bienvenida a una era de elegancia y aplomo.

¿Necesitas un impulso de energía? Los ejercicios con bandas de resistencia son tu fuente de energía natural sin cafeína. La práctica regular elevará tus niveles de vitalidad y te permitirá afrontar las actividades diarias con el vigor de un campeón. ¡Quizás sea hora de que las generaciones más jóvenes sigan tu ritmo!

Zzz... Los ejercicios con bandas de resistencia esconden un arma secreta: técnicas de relajación que transformarán tu sueño. Se acabaron las noches sin dormir; en poco tiempo podrás disfrutar de sueños reparadores.

¡Alerta de mariposa social! Los ejercicios con bandas de resistencia no solo se tratan de actividad física; también se trata de fomentar conexiones. Las clases se convierten en un santuario social, un espacio donde florece la camaradería y te conviertes en parte integral de una comunidad vibrante.

En esencia, los ejercicios con bandas de resistencia son el boleto dorado a una fuente de vitalidad, fuerza y un viaje placentero, libre de estrés y dolor a través de los años dorados. No solo estás envejeciendo; lo estás aceptando con resiliencia y estilo. ¿Quién hubiera pensado que una banda de resistencia podría ser la piedra angular de la aptitud física para personas mayores, guiándote en un viaje de

empoderamiento y compromiso comunitario?
Lo hiciste, y ahora estás listo para tomar una
banda y embarcarte en esta aventura
vigorizante.

Los ejercicios con bandas de resistencia tienen muchos beneficios para los adultos mayores y brindan una forma segura y efectiva de mejorar la condición física general, la fuerza y la flexibilidad.

Entrenamientos que no dañan las articulaciones : los ejercicios con bandas de resistencia son suaves para las articulaciones, lo que significa que son suaves para el cuerpo.
Esto es especialmente importante para las personas mayores que pueden tener problemas en las articulaciones o artritis.
Esta banda proporciona resistencia sin ejercer una tensión excesiva sobre las articulaciones, lo que la convierte en una opción ideal para mantener la salud de las articulaciones.

Mejora la fuerza : las bandas de resistencia brindan una resistencia constante en todo el rango de movimiento, lo que ayuda a las personas mayores a desarrollar y mantener la fuerza muscular.
Esto es muy importante para las actividades diarias porque unos músculos más fuertes mejoran la estabilidad, el equilibrio y la movilidad funcional.

Mayor flexibilidad : los adultos mayores a menudo enfrentan desafíos con una flexibilidad limitada.
Las bandas de resistencia le permiten realizar una variedad de ejercicios de estiramiento que mejoran la flexibilidad y el rango de movimiento.
Una mayor flexibilidad mejora la postura, reduce el riesgo de lesiones y aumenta la comodidad general en el movimiento.

Versatilidad y adaptabilidad : las bandas de resistencia vienen en diferentes niveles de resistencia, lo que las hace adecuadas para personas con diferentes niveles de condición física.
Las personas mayores pueden ajustar fácilmente la intensidad de su entrenamiento utilizando bandas con diferentes niveles de resistencia.
Además, la banda se puede adaptar a diferentes ejercicios, lo que permite un programa de fitness variado y completo.

Mejora el equilibrio y la estabilidad : muchos ejercicios con bandas de resistencia se enfocan en los músculos estabilizadores, lo que

puede ayudar a mejorar el equilibrio y la
estabilidad en los adultos mayores.
Esto es importante para prevenir caídas, que
pueden tener graves consecuencias para los
adultos mayores. Un mejor equilibrio aumenta
la confianza en la vida diaria.

Cómodo y portátil : las bandas de resistencia
son livianas y portátiles y ocupan un espacio
mínimo.
Esto lo hace conveniente para los
entrenamientos en casa y para las personas
mayores que no pueden ir al gimnasio. La
facilidad de uso promueve la consistencia en los
hábitos de ejercicio y promueve beneficios para
la salud a largo plazo.

Equipo de rehabilitación seguro

Las bandas de resistencia se utilizan
comúnmente en programas de fisioterapia y
rehabilitación.
Esto permite a las personas mayores realizar
ejercicios de fortalecimiento de forma
controlada bajo la guía de un profesional
médico.
Esto es muy importante para la recuperación de
una lesión o cirugía.

Rentable : en comparación con otros equipos de entrenamiento, las bandas de resistencia son relativamente económicas.

Esto lo convierte en una opción asequible y accesible para personas mayores con un presupuesto limitado o que prefieren una solución de acondicionamiento físico en el hogar rentable.

Participación social : agregue un elemento social a sus actividades de acondicionamiento físico participando en una clase de ejercicio grupal o entrenamiento con bandas de resistencia con sus compañeros. Se ha demostrado que el compromiso social tiene un efecto positivo en el bienestar psicológico, reduciendo los sentimientos de aislamiento y promoviendo un sentido de comunidad.

El ejercicio con bandas de resistencia proporciona un enfoque holístico para la aptitud física de las personas mayores, abordando diversos aspectos de la fuerza, la flexibilidad, el equilibrio y la salud general de una manera segura y adaptativa.

Se recomienda que los adultos mayores consulten a su proveedor de atención médica o profesional de fitness antes de comenzar cualquier programa de ejercicios para asegurarse de que el ejercicio que elijan sea apropiado para sus necesidades personales y su estado de salud.

Capítulo uno

TIPOS DE BANDAS DE RESISTENCIA

Las bandas de resistencia vienen en varios tipos, cada uno diseñado para ofrecer diferentes niveles de resistencia y satisfacer necesidades de fitness específicas.

Bandas planas

Se trata de bandas sencillas y anchas que suelen utilizarse para ejercicios generales de entrenamiento de fuerza y estiramiento. Son planas y no tienen asas, lo que las hace versátiles para una amplia gama de ejercicios, como levantamientos de piernas, sentadillas y movimientos de la parte superior del cuerpo.

Bandas de tubo

Las bandas elásticas consisten en un tubo de goma o látex con asas en cada extremo. Las asas proporcionan un agarre seguro, lo que facilita la realización de ejercicios que se dirigen a grupos musculares específicos. El nivel de resistencia a menudo se puede ajustar modificando la longitud de la banda o utilizando bandas con diferentes códigos de colores con distintos niveles de resistencia.

Bandas de bucle

Las bandas elásticas, también conocidas como minibandas o bandas elásticas de resistencia, son bandas de bucle cerrado que forman un círculo. Se utilizan comúnmente para ejercicios de la parte inferior del cuerpo, como elevaciones de piernas, abducciones de cadera y sentadillas. Las bandas elásticas vienen en diferentes niveles de resistencia y también se pueden utilizar para ejercicios de la parte superior del cuerpo.

Bandas en forma de 8

Las bandas en forma de 8, como sugiere su nombre, tienen una forma similar al número 8. Por lo general, tienen asas en cada bucle, lo que proporciona un agarre seguro. Estas bandas se utilizan a menudo para ejercicios que requieren el compromiso tanto de la parte superior como de la inferior del cuerpo, lo que ofrece una opción versátil para los entrenamientos de cuerpo completo.

Bandas de anillo

Las bandas de aro son bandas circulares con asas en lados opuestos, que se asemejan a un anillo o a una forma ovalada. Estas bandas son versátiles y se pueden usar para diversos ejercicios dirigidos a los brazos, los hombros, el pecho y la espalda. El diseño permite un agarre cómodo y facilidad de uso.

Bandas Theraband

Las Therabands son bandas de resistencia planas hechas de látex o de material sin látex. Se utilizan ampliamente en fisioterapia y rehabilitación debido a su capacidad para proporcionar una resistencia controlada. Las Therabands suelen estar codificadas por colores para indicar los diferentes niveles de resistencia.

Súper bandas

Las superbandas son bandas más grandes y gruesas que ofrecen niveles de resistencia más altos en comparación con las bandas estándar. Son adecuadas para ejercicios de entrenamiento de fuerza avanzados, como dominadas asistidas, levantamiento de pesas y otros movimientos desafiantes. Las superbandas suelen ser utilizadas por personas que buscan agregar una resistencia sustancial a sus entrenamientos.

Bandas trenzadas

Las bandas trenzadas se construyen entrelazando múltiples hebras de látex o tela, lo que da como resultado una banda duradera y resistente. El diseño trenzado ayuda a evitar que se rompan, lo que las hace adecuadas para entrenamientos intensos. Estas bandas suelen venir con asas para un agarre cómodo.

Bandas de algodón

Las bandas de algodón, también conocidas como bandas de tela, están hechas de tela y brindan una alternativa cómoda a las bandas de látex o de goma. Se suelen utilizar para ejercicios que requieren un tacto suave, como pilates o yoga, y son adecuadas para personas con alergia al látex.

Bandas de resistencia variables

Estas bandas tienen un diseño único que proporciona una resistencia variable a lo largo del rango de movimiento. La resistencia aumenta a medida que se estira la banda, lo que desafía más a los músculos en el punto máximo del movimiento. Las bandas de resistencia variable se utilizan a menudo para intensificar los ejercicios de entrenamiento de fuerza.

Minibandas

Estas bandas, también conocidas como bandas de resistencia en bucle o minibandas de resistencia, son bucles pequeños y continuos de material elástico diseñados para brindar resistencia para diversos ejercicios. Estas bandas son particularmente populares para los ejercicios de la parte inferior del cuerpo, pero también se pueden usar de manera efectiva para ejercicios de la parte superior del cuerpo y del torso.

Al elegir una banda de resistencia, debe tener en cuenta sus objetivos de fitness, preferencias y consideraciones de salud específicas. Elegir el nivel de resistencia y el tipo de banda adecuados es importante para garantizar un entrenamiento seguro y efectivo. Para garantizar su seguridad mientras hace ejercicio, es importante revisar periódicamente su banda para detectar signos de desgaste.

LUGARES DONDE PUEDES UTILICE BANDAS DE RESISTENCIA

Las bandas de resistencia son muy versátiles y se pueden utilizar en diversos entornos para proporcionar un entrenamiento de cuerpo completo.

Hogar

Las bandas de resistencia son excelentes para hacer ejercicio en casa. Son compactas, portátiles y requieren un espacio mínimo, lo que las hace ideales para personas que prefieren hacer ejercicio en la comodidad de sus hogares. Los entrenamientos en casa con bandas de resistencia pueden abarcar una variedad de ejercicios, desde entrenamiento de fuerza hasta rutinas de flexibilidad.

Gimnasia

Muchos gimnasios ofrecen bandas de resistencia como parte de su equipamiento. Incorporar bandas a tu rutina de gimnasio puede añadir variedad a tu entrenamiento, desafiar a diferentes grupos musculares y mejorar los ejercicios tradicionales. Son especialmente útiles para calentamientos, enfriamientos o como alternativa a los ejercicios con máquinas.

Espacios al aire libre

Las bandas de resistencia son ideales para hacer ejercicio al aire libre en parques, jardines o cualquier espacio abierto. Su peso ligero y su portabilidad las hacen convenientes para rutinas de ejercicio al aire libre. Las personas pueden realizar ejercicios con bandas de resistencia, como estocadas, sentadillas y movimientos de la parte superior del cuerpo al aire libre.

Clínicas de fisioterapia

Las bandas de resistencia se utilizan habitualmente en fisioterapia y rehabilitación. Los fisioterapeutas incorporan bandas a programas de ejercicios personalizados para ayudar a los pacientes a recuperar fuerza, flexibilidad y movilidad después de lesiones o cirugías. La resistencia controlada de las bandas ayuda a una rehabilitación gradual.

Configuraciones corporativas

Algunos lugares de trabajo y programas de bienestar corporativo alientan a los empleados a participar en actividades físicas. Las bandas de resistencia se pueden integrar fácilmente en las iniciativas de bienestar en el lugar de trabajo, lo que proporciona a los empleados una herramienta conveniente y accesible para descansos breves de ejercicio o entrenamientos en el escritorio.

Hoteles y viajes

Los viajeros suelen enfrentarse a retos a la hora de mantener sus rutinas de ejercicio mientras viajan. Las bandas de resistencia son aptas para viajar y se pueden utilizar en habitaciones de hotel o espacios al aire libre, lo que garantiza que las personas puedan seguir haciendo ejercicio mientras están lejos de casa. Muchos entusiastas del fitness consideran que las bandas son una solución práctica para mantenerse en forma durante los viajes.

Clases de fitness en grupo

Las bandas de resistencia se incorporan con frecuencia a las clases de fitness grupales. Ya sea una clase de entrenamiento de fuerza, Pilates o un campamento de entrenamiento, los instructores suelen usar bandas para agregar variedad e intensidad a los entrenamientos grupales. Los niveles de resistencia ajustables las hacen adecuadas para participantes con diferentes niveles de condición física.

Instalaciones de entrenamiento deportivo

Los atletas y los profesionales del deporte utilizan bandas de resistencia como parte de su régimen de entrenamiento. Las bandas son eficaces para ejercicios específicos del deporte que se enfocan en grupos musculares clave, mejoran la fuerza funcional y mejoran el rendimiento general. Se utilizan comúnmente en deportes como el baloncesto, el fútbol y el atletismo.

Centros comunitarios y espacios recreativos

Los centros comunitarios suelen ofrecer un espacio para actividades de fitness, y las bandas de resistencia se pueden utilizar en clases grupales o entrenamientos individuales. Estas herramientas versátiles se adaptan a personas de distintos niveles de condición física y edades, lo que las hace adecuadas para programas de fitness comunitarios.

Centros para personas mayores y centros de atención para ancianos

Las bandas de resistencia son beneficiosas para los adultos mayores y los centros para personas mayores suelen incorporarlas en los programas de acondicionamiento físico para personas mayores. La naturaleza de bajo impacto de los ejercicios con bandas de resistencia es ideal para personas mayores que buscan mantener o mejorar su fuerza y movilidad.

AJUSTE Y SELECCIÓN DEL NIVEL DE RESISTENCIA/PESO ADECUADO

Elegir el nivel de resistencia o el peso adecuado para sus ejercicios con bandas de resistencia es crucial para garantizar que sus entrenamientos sean efectivos, desafiantes y seguros.

Comprender los niveles de resistencia

Las bandas de resistencia vienen en varios niveles de resistencia, generalmente indicados por un color o una escala numérica. Las bandas de resistencia más livianas suelen estar codificadas por colores como amarillo o verde, mientras que las más pesadas pueden estar codificadas como rojo, azul o negro. Algunas marcas utilizan un sistema numérico, en el que los números más altos indican una mayor resistencia.

Evaluación de su nivel de condición física

Ten en cuenta tu nivel actual de condición física y tu fuerza al elegir las bandas de resistencia. Los principiantes o quienes se están recuperando de lesiones pueden comenzar con bandas más livianas y progresar gradualmente a niveles de resistencia más altos a medida que ganan fuerza y resistencia. Es esencial elegir un nivel que te permita realizar ejercicios con la forma adecuada y al mismo tiempo desafiar a tus músculos.

Prueba y error

Puede que sea necesario un poco de ensayo y error para encontrar el nivel de resistencia óptimo para cada ejercicio. Empieza con una banda que creas que te proporcione un desafío moderado. Si el ejercicio te parece demasiado fácil o si puedes realizar más repeticiones de las que te propones, es posible que tengas que cambiar a una banda de mayor resistencia. Por el contrario, si el ejercicio es demasiado difícil y compromete tu forma, considera usar una banda más liviana.

Adaptación de la resistencia al ejercicio

Diferentes ejercicios pueden requerir distintos niveles de resistencia. Por ejemplo, un curl de bíceps puede requerir un nivel de resistencia diferente al de una sentadilla. Personaliza la resistencia en función de los grupos musculares específicos que quieras ejercitar y la dificultad del ejercicio. Algunas personas pueden usar varias bandas durante un mismo entrenamiento para adaptarse a diferentes ejercicios.

Considerando el rango de movimiento

Tenga en cuenta el rango completo de movimiento del ejercicio. Algunos ejercicios pueden resultar más desafiantes en ciertos puntos del movimiento. Elija un nivel de resistencia que lo desafíe en todo el rango de movimiento, asegurándose de que sus músculos estén activos de principio a fin.

Progresión a lo largo del tiempo

A medida que te vuelves más fuerte y más competente en tus entrenamientos, es importante aumentar progresivamente la resistencia. La progresión gradual evita estancamientos y promueve mejoras continuas en la fuerza y el tono muscular. Ten en cuenta que tus necesidades de resistencia pueden cambiar con el tiempo y es una buena práctica reevaluar periódicamente tus bandas.

Bandas de mezcla para resistencia ajustable

Muchas personas utilizan un conjunto de bandas de resistencia con distintos niveles de resistencia para ofrecer opciones ajustables durante un mismo entrenamiento. La combinación de bandas permite ajustar la resistencia, lo que le permite adaptarse a diferentes ejercicios dentro de la misma sesión.

Escuchando a tu cuerpo

Presta atención a cómo responde tu cuerpo al nivel de resistencia. Si sientes dolor, incomodidad o tensión excesiva, considera usar una banda de resistencia más liviana. Es fundamental priorizar la seguridad y la postura correcta para prevenir lesiones.

Capítulo dos

CONFIGURACIÓN DE SU ESPACIO DE ENTRENAMIENTO EN CASA

Establecer un espacio dedicado y efectivo para hacer ejercicio en casa es esencial para crear un entorno propicio que fomente el ejercicio regular.

Seleccione un área específica : Designe un área específica en su hogar para el entrenamiento.
Lo ideal es que esta habitación sea luminosa, bien ventilada y libre de distracciones. Tener un área dedicada al ejercicio ayuda a crear una conexión mental entre el espacio y su programa de ejercicios.

Limpia tu habitación : elimina el desorden y los elementos innecesarios de tu sala de ejercicios.
La limpieza del área no solo permite una mayor libertad de movimiento, sino que también

minimiza el riesgo de accidentes y lesiones durante el ejercicio.

Invierta en pisos de calidad : si es posible, elija una habitación con pisos adecuados para el movimiento, incluidas superficies antideslizantes. Si su gimnasio en casa está en una habitación con pisos duros, considere usar una colchoneta de ejercicios o baldosas de espuma entrelazadas para brindar amortiguación y proteger sus articulaciones.

Luz natural y ventilación : si es posible, coloque su sala de ejercicios cerca de una ventana para permitir la entrada de luz natural y aire fresco.
Una ventilación adecuada contribuye a un entorno de entrenamiento más cómodo y enérgico.

Elija el equipo adecuado : dependiendo de sus objetivos de fitness, invierta en el equipo esencial que se adapte a su programa de entrenamiento.
Esto puede incluir bandas de resistencia, mancuernas, pelotas de equilibrio, colchonetas de yoga, rodillos de espuma, etc.

Asegúrese de que el equipo sea de alta calidad y satisfaga sus necesidades específicas.

Considere soluciones de almacenamiento : incorpore soluciones de almacenamiento para su equipo de ejercicio para mantener su espacio organizado.
Esto puede incluir estantes, rejillas o contenedores de almacenamiento para reducir el desorden y hacer que sea más fácil acceder al equipo durante el ejercicio.

Crea un espacio de motivación visual : decora tu espacio de entrenamiento en casa con elementos motivadores.
Pueden ser citas sobre fitness, carteles, fotografías de objctivos de fitness, etc.
Un entorno visualmente atractivo y motivador mejorará su compromiso con el ejercicio regular.

Configuración de tecnología : si planea realizar un seguimiento de videos de entrenamiento, usar aplicaciones de fitness o transmitir clases, asegúrese de que su sala de entrenamiento esté equipada con la tecnología que necesita.

Esto puede incluir una conexión a Internet estable y una pantalla o dispositivo que le permita realizar un seguimiento de las sesiones de entrenamiento virtual.

Instalar un espejo : Tener un espejo de cuerpo entero en su gimnasio en casa puede ayudarle a ver y mantener la forma adecuada mientras hace ejercicio.
Da a la habitación una sensación de apertura.

Incorpore un diseño funcional : coloque el equipo para garantizar un movimiento suave durante su entrenamiento.
Considere su distribución para asegurarse de tener suficiente espacio para una variedad de ejercicios y actividades.

Personaliza tu espacio : haz que tu área de entrenamiento en casa sea personal y divertida. Añade elementos que reflejen tu personalidad y gustos, como tus colores favoritos, frases motivacionales o incluso plantas que tengan un toque natural.

Garantizar la seguridad : priorice la seguridad comprobando la estabilidad de todos los muebles y equipos, asegurando los cables sueltos y asegurándose de que los pisos sean antideslizantes.

Un espacio de entrenamiento seguro es esencial para prevenir accidentes y lesiones.

Planifique la variedad : diseñe su área de entrenamiento en casa para acomodar una variedad de ejercicios.

Esto incluye establecer áreas designadas para yoga y estiramiento, dejar suficiente espacio para ejercicios aeróbicos y proporcionar una superficie estable para el entrenamiento de fuerza.

Al organizar cuidadosamente su área de entrenamiento en casa, puede crear un entorno que respalde sus objetivos de acondicionamiento físico y fomente una rutina de entrenamiento constante.

La clave es adaptar tu espacio a tus preferencias y convertirlo en un lugar donde te sientas motivado y cómodo para realizar actividad física con regularidad.

CÓMO CREAR UNA RUTINA DE EJERCICIO EFECTIVA

Crear una rutina de ejercicios eficaz implica una planificación cuidadosa, la consideración de los objetivos individuales y un equilibrio entre los diferentes tipos de ejercicios.

Establezca metas claras

Define claramente tus objetivos de fitness. Ya sea que se trate de perder peso, ganar masa muscular, mejorar la resistencia o el bienestar general, tener objetivos específicos y mensurables guiará la estructura de tu rutina de ejercicios.

Tenga en cuenta su nivel de condición física

Adapta tu rutina de ejercicios a tu nivel actual de condición física. Si eres principiante, comienza con ejercicios básicos y progresa gradualmente en intensidad y complejidad. Si tienes experiencia previa en fitness, puedes incorporar movimientos más avanzados.

Incluya una variedad de ejercicios

Incorpore una combinación de ejercicios cardiovasculares, de fuerza y de flexibilidad. Esta variedad garantiza una rutina de ejercicios completa, que se centra en diferentes grupos musculares y sistemas de energía. Incluya ejercicios que disfrute para que la rutina sea interesante.

Frecuencia de los entrenamientos
Determina cuántos días a la semana puedes dedicarte a hacer ejercicio. El Colegio Estadounidense de Medicina del Deporte recomienda al menos 150 minutos de ejercicio de intensidad moderada o 75 minutos de ejercicio de intensidad vigorosa por semana, distribuidos en al menos tres días.

Crear un horario
Establece un programa de entrenamiento constante. La constancia es clave para progresar. Ya sea que prefieras entrenar por la mañana o por la noche, tener un programa establecido facilita la integración del ejercicio en tu rutina.

Calentamiento y enfriamiento

Incluya siempre una sesión de calentamiento antes de su entrenamiento principal para preparar los músculos y las articulaciones para la actividad. Del mismo modo, finalice cada sesión con un enfriamiento para ayudar a su cuerpo a realizar la transición a un estado de reposo y reducir el dolor muscular.

Sobrecarga progresiva
Aumente gradualmente la intensidad, la duración o la resistencia de sus ejercicios con el tiempo. Este principio de sobrecarga progresiva es esencial para la mejora continua y para evitar estancamientos en su camino hacia la buena forma física.

Incorpore ejercicios de entrenamiento de fuerza para desarrollar y mantener la masa muscular. El entrenamiento de fuerza es fundamental para la salud general, el metabolismo y la prevención de lesiones. Incluya ejercicios compuestos que trabajen varios grupos musculares.

No pase por alto los ejercicios de flexibilidad y movilidad. Incorpore ejercicios de estiramiento o yoga para mejorar la flexibilidad, reducir el riesgo de lesiones y mejorar la movilidad general.

Concédete el tiempo necesario para descansar y recuperarte. Tu cuerpo necesita tiempo para repararse y adaptarse al estrés del ejercicio. El sobreentrenamiento puede provocar agotamiento y aumentar el riesgo de lesiones.

La hidratación y la nutrición juegan un papel importante en la eficacia de tu rutina de ejercicios. Mantente bien hidratado y alimenta tu cuerpo con una dieta equilibrada que respalde tus objetivos de fitness.

Asegúrate de dormir lo suficiente para favorecer la recuperación y el bienestar general. Un sueño de calidad es fundamental para la reparación muscular, la función cognitiva y la salud física general. Reevalúa periódicamente tus objetivos y ajusta tu rutina de ejercicios en consecuencia. Esto puede implicar cambiar los ejercicios, aumentar el peso o modificar tu rutina de cardio para que las cosas sigan siendo desafiantes e interesantes.

EJERCICIOS DE CALENTAMIENTO ADECUADOS

Los ejercicios de calentamiento y enfriamiento son cruciales para que las personas mayores preparen sus cuerpos para la actividad física y promuevan la recuperación después de un entrenamiento.

EJERCICIOS DE CALENTAMIENTO PARA PERSONAS MAYORES

Inclinaciones y giros del cuello
Inclina lentamente la cabeza de un lado a otro y luego gírala suavemente hacia la izquierda y la derecha. Esto ayuda a relajar los músculos del cuello.
Duración: 1-2 minutos

Giros de hombros
Mueva los hombros en círculos, primero hacia adelante y luego hacia atrás. Esto calienta las articulaciones de los hombros y la parte superior de la espalda.
Duración: 2 minutos

Balanceo de brazos

Balancee los brazos suavemente en un movimiento circular, primero hacia adelante y luego hacia atrás. Esto ayuda a aumentar el flujo sanguíneo a los brazos y hombros.
Duración: 2 minutos

Círculos de cadera

Párese con los pies separados a la altura de las caderas y gire las caderas en un movimiento circular. Esto calienta las articulaciones de la cadera y la espalda baja.
Duración: 2 minutos

Elevaciones de rodillas

Levanta las rodillas alternativamente hacia el pecho. Esto calienta los músculos flexores de la cadera y los muslos.
Duración: 2 minutos

Círculos de tobillo

Siéntese o póngase de pie y gire los tobillos con un movimiento circular. Esto calienta los tobillos y mejora la flexibilidad de las articulaciones.
Duración: 1-2 minutos

Marcha en el lugar

Marchar en el mismo lugar aumenta gradualmente la frecuencia cardíaca y calienta todo el cuerpo.

Duración: 3 minutos

Actividad cardiovascular ligera

Realice actividades cardiovasculares de bajo impacto, como caminar a paso ligero o andar en bicicleta estática, para aumentar gradualmente la frecuencia cardíaca.

Duración: 5 minutos

EJERCICIOS DE ENFRIAMIENTO PARA PERSONAS MAYORES

Caminar o marchar lentamente

Disminuya gradualmente su frecuencia cardíaca caminando lentamente o marchando en el mismo lugar.
Duración: 3 minutos

Estiramiento suave

Realice estiramientos estáticos para los principales grupos musculares, incluidos el cuello, los hombros, los brazos, la espalda, las caderas, los muslos y las pantorrillas. Mantenga cada estiramiento durante 15 a 30 segundos, respirando profundamente y evitando los rebotes.
Duración: 5 minutos

Ejercicios de respiración profunda

Siéntese cómodamente y practique ejercicios de respiración profunda. Inhale lentamente por la nariz, retenga la respiración un momento y exhale por la boca. Esto ayuda a promover la relajación.
Duración: 3 minutos

Sentado flexionándose hacia adelante

Siéntese en el suelo con las piernas extendidas y estírese lentamente hacia adelante en dirección a los dedos de los pies, manteniendo la espalda recta. Esto estira la zona lumbar y los isquiotibiales.
Duración: 1-2 minutos

Abridor de cofres

Ponte de pie o siéntate derecho, junta las manos detrás de la espalda y levanta suavemente los brazos, abriendo el pecho. Mantén la posición y respira profundamente.
Duración: 1 minuto

Balanceo del talón a la punta

Siéntese cómodamente y mueva los pies desde los talones hasta los dedos, promoviendo la flexibilidad del tobillo y aliviando los pies cansados.
Duración: 2 minutos

Curvas laterales

Sentado o de pie, inclínese suavemente hacia un lado, estirando los brazos hacia el suelo. Repita

el ejercicio con el otro lado para estirar los
costados del torso.
Duración: 1-2 minutos

Postura de relajación
Acuéstese boca arriba, cierre los ojos y
concéntrese en su respiración. Permita que su
cuerpo se relaje por completo.
Duración: 2-3 minutos

Capítulo tres

EJERCICIOS DE ENTRENAMIENTO DE FUERZA PARA MEJORAR LOS MÚSCULOS Y LA MOVILIDAD

Sentadillas con peso corporal

Párese con los pies separados al ancho de los hombros.

Baje el cuerpo doblando las rodillas y empujando las caderas hacia atrás.

Duración: 2 series de 12-15 repeticiones

Lagartijas

Comience en posición de plancha con las manos un poco más separadas que el ancho de los hombros.

Baje el cuerpo hacia el suelo, manteniéndolo en línea recta.

Duración: 2 series de 8-12 repeticiones

Remo con mancuernas

Párese con una mancuerna en cada mano, con las palmas hacia el cuerpo.

Dobla ligeramente las rodillas e inclínate hacia adelante desde las caderas.

Rema las mancuernas hasta las caderas.

Duración: 2 series de 12 repeticiones por brazo.

Press de pecho con mancuernas

Acuéstese boca arriba con una mancuerna en cada mano.

Presione las pesas hacia el techo.

Duración: 2 series de 10-12 repeticiones

Estocadas

Da un paso adelante con un pie y baja el cuerpo hasta que ambas rodillas estén dobladas en un ángulo de 90 grados.

Duración: 2 series de 12 repeticiones por pierna.

Tablón

Comience en posición de plancha sobre antebrazos.

Mantenga el cuerpo en línea recta desde la cabeza hasta los talones.

Mantener durante 30 segundos a 1 minuto.

Prensa de piernas (usando bandas de resistencia)

Siéntese con las piernas extendidas y envuelva
una banda de resistencia alrededor de sus pies.
Presione las piernas hacia afuera contra la
resistencia.
Duración: 2 series de 15 repeticiones

Flexiones de bíceps

Sostenga una mancuerna en cada mano con las
palmas hacia adelante.
Levanta las pesas hacia los hombros.
Duración: 2 series de 12 repeticiones

Fondos de tríceps

Siéntese en una silla estable, con las manos en
el borde y los dedos apuntando hacia adelante.
Baje el cuerpo doblando los codos.
Duración: 2 series de 10-12 repeticiones

Subidas de nivel

Sube un pie a una plataforma firme y luego
levanta el otro pie.
Duración: 2 series de 12 repeticiones por pierna.

Plancha lateral

Acuéstese de lado, apóyese sobre el antebrazo y
levante las caderas.

Mantener durante 30 segundos a 1 minuto por lado.

Pulldowns laterales (usando bandas de resistencia)

Sujete la banda de resistencia por encima de la cabeza y tire de ella hacia el pecho.
Duración: 2 series de 12 repeticiones.

Press de hombros sentado

Siéntese con una mancuerna en cada mano a la altura de los hombros.
Presione las pesas por encima de la cabeza
Duración: 2 series de 10-12 repeticiones.

Flexiones de isquiotibiales (con pelota de estabilidad)

Acuéstese boca arriba con los talones sobre una pelota de estabilidad.
Levante las caderas hacia el techo, contrayendo los isquiotibiales.
Duración: 2 series de 12 repeticiones.

Giros rusos

Siéntese en el suelo, inclínese ligeramente hacia atrás y gire el torso, tocando el suelo en cada lado.

Duración: 2 series de 20 giros (10 por lado).

Elevaciones de pantorrillas
Párese sobre una superficie plana y levante los talones del suelo.
Duración: 2 series de 15 repeticiones.

Elevaciones laterales con mancuernas
Sostenga una mancuerna en cada mano, con los brazos a los costados.
Levante las pesas hacia los lados hasta que alcancen la altura de los hombros.
Duración: 2 series de 12 repeticiones.

Sentadilla en la pared
Siéntese contra una pared con las rodillas dobladas en un ángulo de 90 grados.
Mantener durante 30 segundos a 1 minuto.

Enfriarse
Realice de 5 a 10 minutos de ejercicio cardiovascular ligero, seguido de estiramientos estáticos para los principales grupos musculares, manteniendo cada estiramiento durante 15 a 30 segundos.

EJERCICIOS DE ESTIRAMIENTO QUE NO MALTRATAN LAS ARTICULACIONES

Calentamiento

Comience con 5 a 10 minutos de actividad cardiovascular ligera, como caminar o marchar en el mismo lugar, para aumentar el flujo sanguíneo a los músculos.

EJERCICIOS DE ESTIRAMIENTO QUE NO MALTRATAN LAS ARTICULACIONES

Inclinación del cuello

Inclina lentamente la cabeza hacia un lado, llevando la oreja hacia el hombro.
Mantener durante 15-30 segundos.
Repita en el otro lado.

Rotación del cuello

Gira la cabeza hacia un lado, llevando la barbilla hacia el hombro.
Mantener durante 15-30 segundos.
Repita en el otro lado.

Giro de hombros

Gire los hombros en un movimiento circular,
primero hacia adelante y luego hacia atrás.
Duración: 1 minuto.

Estiramiento del flexor de la muñeca

Extiende el brazo frente a ti, con la palma hacia
abajo.
Utilice la mano opuesta para presionar
suavemente sus dedos.
Mantener durante 15-30 segundos.
Repita esto con la otra mano.

Estiramiento del extensor de muñeca

Extiende el brazo frente a ti, con la palma hacia
arriba.
Utilice la mano opuesta para presionar
suavemente sus dedos.
Mantener durante 15-30 segundos.
Repita esto con la otra mano.

Estiramiento del flexor del codo

Estire suavemente el brazo y lleve la palma
hacia arriba.
Utilice la mano opuesta para apoyar el dorso de
su mano.
Mantener durante 15-30 segundos.

Repita en el otro brazo.

Abridor de cofres
Junta las manos detrás de la espalda y levanta el
pecho.
Mantener durante 15-30 segundos.

Estiramiento de tríceps
Lleva la mano hacia abajo por la espalda y
empuja suavemente el codo con la mano
opuesta.
Mantener durante 15-30 segundos.
Repita en el otro lado.

Curva lateral
De pie o sentado, estire un brazo por encima de
la cabeza y dóblelo suavemente hacia un lado.
Mantener durante 15-30 segundos.
Repita en el otro lado.

Sentado flexionándose hacia adelante
Siéntese en el suelo con las piernas extendidas.
Dobla las caderas y alcanza los dedos de los
pies.
Mantener durante 15-30 segundos.

Estiramiento del flexor de cadera

Da una estocada hacia adelante con un pie y
hunde el cuerpo en un estiramiento suave.
Mantener durante 15-30 segundos.
Repita con la otra pierna.

Estiramiento de la parte interna del muslo

Siéntese con las piernas extendidas en forma de
V.
Extiende suavemente la mano hacia un pie,
sintiendo un estiramiento en la parte interna del
muslo.
Mantener durante 15-30 segundos.
Repita en el otro lado.

Estiramiento de cuádriceps

Permanecer de pie o agarrarse a un soporte.
Dobla una rodilla y lleva el pie hacia los
glúteos.
Mantener durante 15-30 segundos.
Repita con la otra pierna.

Estiramiento de los isquiotibiales

Siéntese con una pierna extendida y el otro pie
apoyado en la parte interna del muslo.
Estirarse hacia adelante en dirección a los dedos
del pie.
Mantener durante 15-30 segundos.

Repita con la otra pierna.

Estiramiento de pantorrilla
Párese frente a una pared y coloque un pie
detrás de usted.
Inclínese hacia adelante, manteniendo la pierna
trasera recta.
Mantener durante 15-30 segundos.
Repita con la otra pierna.

Alfabeto del tobillo
Siéntese en una silla con un pie levantado del
suelo.
Gira el tobillo para dibujar el alfabeto en el aire.
Repita con el otro pie.

Golpes con los dedos del pie
Mientras está sentado, levante los dedos de los
pies hacia el techo y luego tóquelos contra el
piso.
Repetir durante 1 minuto.

Extensiones de rodilla
Siéntese en una silla y extienda una pierna
estirada frente a usted.
Mantener durante 15-30 segundos.
Repita con la otra pierna.

Giro sentado

Siéntese en una silla con los pies apoyados en el suelo.

Gire suavemente la parte superior del cuerpo hacia un lado, sosteniéndose de la silla para apoyarse.

Mantener durante 15-30 segundos.

Repita en el otro lado.

Enfriarse

Termine con 5 a 10 minutos de caminata suave o movimiento fácil para que su frecuencia cardíaca vuelva gradualmente a la normalidad.

Realice estos estiramientos regularmente, concentrándose en movimientos controlados y estiramientos suaves, para mejorar la flexibilidad de las articulaciones y el rango general de movimiento.

Ajuste la duración a su nivel de comodidad y escuche a su cuerpo con cada estiramiento.

RUTINAS DE RANGO DE MOVIMIENTO PARA CADA PARTE DEL CUERPO

CUELLO Y HOMBROS

Inclinaciones de cuello

Siéntese o párese con la columna recta.
Inclina la cabeza suavemente hacia un lado,
llevando la oreja hacia el hombro.
Mantener durante 15-30 segundos.
Repita en el otro lado.

Rotación del cuello

Gire la cabeza lentamente hacia un lado,
llevando la barbilla hacia el hombro.
Mantener durante 15-30 segundos.
Repita en el otro lado.

Círculos de hombros

Párese con los pies separados al ancho de los
hombros.
Mueva los hombros hacia adelante durante 30
segundos.
Invierta y haga un círculo hacia atrás durante
otros 30 segundos.

Círculos con los brazos

Extiende los brazos hacia los lados.

Haz círculos con los brazos hacia adelante durante 30 segundos.

Invierta y haga un círculo hacia atrás durante otros 30 segundos.

BRAZOS Y MUÑECAS

Estiramiento del flexor de la muñeca

Extiende un brazo hacia el frente, con la palma hacia abajo.

Utilice la mano opuesta para presionar suavemente sus dedos.

Mantener durante 15-30 segundos.

Repita esto con la otra mano.

Estiramiento del extensor de muñeca

Extiende un brazo hacia el frente, con la palma hacia arriba.

Utilice la mano opuesta para presionar suavemente sus dedos.

Mantener durante 15-30 segundos.

Repita esto con la otra mano.

Rotación del antebrazo

Extiende los brazos hacia adelante.
Gire las muñecas en un movimiento circular
durante 30 segundos.
Invierta la dirección durante otros 30 segundos.

TORSO Y ESPALDA

Flexión lateral sentada
Siéntese con las piernas extendidas.
Extiende un brazo por encima de la cabeza y
dóblalo suavemente hacia un lado.
Mantener durante 15-30 segundos.
Repita en el otro lado.

Giro sentado
Siéntese en el suelo con las piernas extendidas.
Gire la parte superior del cuerpo hacia un lado,
usando las manos como apoyo.
Mantener durante 15-30 segundos.
Repita en el otro lado.

Estiramiento de gato y vaca
Comience sobre manos y rodillas en posición de
mesa.
Arquea la espalda hacia arriba (gato) y luego
bájala mientras levantas la cabeza (vaca).
Repita esto durante 1-2 minutos.

CADERAS Y PIERNAS

Círculo de cadera

Párese con los pies separados al ancho de las caderas.

Mueva las caderas en el sentido de las agujas del reloj durante 30 segundos.

Invierta y gire en sentido antihorario durante otros 30 segundos.

Balanceo de piernas

Sujétese a una superficie estable.

Balancee una pierna hacia adelante y hacia atrás, luego de lado a lado.

Repita esto durante 1-2 minutos.

Cambia a la otra pierna.

Extensiones de rodilla

Siéntese en una silla con la espalda recta.

Extiende una pierna estirada frente a ti.

Mantener durante 15-30 segundos.

Repita con la otra pierna.

RODILLAS Y TOBILLOS

Estiramiento del flexor de la rodilla

Siéntese en el suelo con las piernas extendidas.
Dobla una rodilla y lleva el talón hacia los
glúteos.
Mantener durante 15-30 segundos.
Repita con la otra pierna.

Círculos de tobillo

Sentarse o ponerse de pie.
Levante un pie y gire el tobillo en el sentido de
las agujas del reloj durante 30 segundos.
Invierta y gire en sentido antihorario durante
otros 30 segundos.
Cambia al otro tobillo.

MOVIMIENTOS DE CUERPO
COMPLETO

Torsión del torso

Párese con los pies separados al ancho de los
hombros.
Gira el torso hacia un lado, extendiendo el
brazo por encima del cuerpo.
Mantener durante 15-30 segundos.
Repita en el otro lado.

Tramo de molino de viento

Párese con los pies bien separados.

Extiende los brazos hacia los lados.
Dobla la cintura y extiende una mano hacia el
pie opuesto.
Mantener durante 15-30 segundos.
Repita en el otro lado.

Sentado flexionándose hacia adelante
Siéntese con las piernas extendidas hacia
adelante.
Dobla las caderas y alcanza los dedos de los
pies.
Mantener durante 15-30 segundos.

Círculos de cuerpo completo
Párese con los pies separados al ancho de las
caderas.
Haz movimientos circulares con los brazos,
involucrando todo el cuerpo.
Haga esto durante 1 o 2 minutos.

Estiramiento corporal total
Ponte de pie y extiende ambos brazos por
encima de la cabeza.
Ponte de puntillas y estira todo el cuerpo.
Mantener durante 15-30 segundos.

Enfriarse

Termine con 5 a 10 minutos de caminata ligera o movimientos suaves para bajar gradualmente su frecuencia cardíaca.

Realizar estos ejercicios de rango de movimiento con regularidad puede mejorar la flexibilidad y contribuir a la salud general de las articulaciones.
Escuche siempre a su cuerpo, no se esfuerce hasta el punto de sentir dolor y hable con su médico si tiene alguna inquietud o problema de salud específico.

Capítulo cuatro

EJERCICIOS CON BANDAS DE RESISTENCIA

Técnicas de respiración Al utilizar bandas de resistencia para hacer ejercicio, es importante incorporar técnicas de respiración adecuadas para optimizar el rendimiento, mejorar la estabilidad y prevenir lesiones.

Inhale durante la fase fácil Cuando esté en la posición inicial o realizando la fase menos exigente del ejercicio, inhale lenta y profundamente por la nariz.

Por ejemplo, si estás haciendo flexiones de bíceps con una banda de resistencia, inhala y baja las manos.

Exhale de manera uniforme y completa a través de la boca durante la fase de ejercicio del ejercicio.

Por ejemplo, durante una flexión de bíceps, exhale y levante la banda de resistencia hacia los hombros.

Adapte su respiración al ritmo de su movimiento.

Establezca un patrón de respiración natural y controlado que coincida con el ritmo de su entrenamiento. No contenga la respiración. En cambio, concéntrese en inhalar y exhalar de manera lenta y constante.

Contener la respiración aumenta la presión intraabdominal, lo que puede comprometer la estabilidad y aumentar el riesgo de lesiones; intente respirar de manera uniforme durante todo el rango de movimiento.
Al realizar el ejercicio con banda de resistencia, tire del ombligo hacia la columna para activar los músculos centrales.
Esto no sólo aumenta la estabilidad sino que también favorece una respiración correcta.
Puedes respirar hacia el diafragma y mantener el centro del cuerpo activo durante todo el ciclo respiratorio.

Ajuste su respiración a la intensidad de su ejercicio.
Para movimientos y ejercicios más difíciles que requieren un mayor nivel de esfuerzo, concéntrese en la respiración profunda y controlada.

La respiración puede ser más relajada durante
períodos menos intensos o de recuperación.

Para algunos ejercicios estáticos o isométricos
donde la estabilidad es importante, considere
contener la respiración brevemente al final de la
exhalación. Durante una plancha con banda de
resistencia, exhale completamente y contenga la
respiración brevemente para aumentar la
estabilidad central.
Utilice los ejercicios con bandas de resistencia
como una oportunidad para practicar la
respiración consciente.
Presta atención a la sensación de tu respiración
y cómo se adapta a tu movimiento.
La respiración consciente mejora la conciencia
general de su cuerpo y sus patrones de
movimiento.

Intente respirar profundamente, no
superficialmente, la respiración superficial
puede crear tensión y limitar el intercambio de
oxígeno. La respiración profunda promueve la
relajación muscular y una oxigenación eficiente.
Observe cómo su cuerpo responde a diferentes
patrones de respiración.

Si un determinado ritmo le resulta natural y efectivo, ajuste su respiración en consecuencia.

Tenga en cuenta que estas pautas son recomendaciones generales y las preferencias individuales pueden variar.
Es importante escuchar a tu cuerpo y ajustar tu respiración según tu nivel de comodidad y las necesidades del ejercicio específico con banda de resistencia que estés realizando.
Si tiene inquietudes o síntomas de salud específicos, debe consultar con un profesional del fitness o un proveedor de atención médica para asegurarse de que sus técnicas de respiración sean coherentes con su salud general.

REALIZACIÓN DE SERIES Y REPETICIONES

La realización de series y repeticiones es un aspecto fundamental del entrenamiento de fuerza y el acondicionamiento.
La cantidad de series y repeticiones que realices en un entrenamiento dependerá de tus objetivos de fitness, el tipo de ejercicio y tu nivel de fitness personal.

ENTRENAMIENTO DE FUERZA
Conjuntos
Intente realizar de 3 a 5 series por ejercicio.

Representantes
Para desarrollar fuerza, concéntrese en rangos de repeticiones más bajos (alrededor de 4 a 6 repeticiones).
Utilice un peso que suponga un desafío pero que le permita mantener la forma adecuada.

Hipertrofia (crecimiento muscular)
Conjuntos
Intente realizar de 3 a 5 series por ejercicio.

Representantes

El rango de repeticiones óptimo para la hipertrofia suele ser de alrededor de 8 a 12 repeticiones.
Utilice un peso que desafíe sus músculos y provoque fatiga dentro del rango de repeticiones objetivo.

Resistencia

Conjuntos
Intente realizar de 2 a 3 series por ejercicio.

Representantes

Los rangos de repeticiones más altos (alrededor de 12 a 15+ repeticiones) son adecuados para desarrollar la resistencia muscular.
Utilice un peso más ligero que le permita completar el mayor número de repeticiones.

Fitness general y tonificación

Conjuntos
Intente realizar de 2 a 4 series por ejercicio.

Representantes

Los rangos de repeticiones pueden variar, pero una combinación de repeticiones moderadas (8 a 12) funciona bien para la tonificación y el estado físico general.

Ajuste el peso para desafiar sus músculos sin comprometer la forma.

Descanso entre series

Descanse lo suficiente entre series. Los períodos de descanso pueden variar según su objetivo (por ejemplo, un descanso más prolongado para aumentar la fuerza, un descanso más breve para aumentar la resistencia).

Aumente gradualmente el peso que levanta a medida que su fuerza mejora para garantizar un progreso continuo.

Concéntrese en realizar ejercicios a través de un rango completo de movimiento para maximizar el uso de los músculos y la flexibilidad.

Mantenga la forma adecuada durante cada serie para reducir el riesgo de lesiones y apuntar a los grupos musculares deseados.

Cada individuo responde de manera diferente al entrenamiento.

Ajuste sus series y repeticiones según cómo responda su cuerpo y cómo se sienta durante y después del entrenamiento.

Considere incorporar la periodización a su plan de entrenamiento.
Esto evita estancamientos y cambia series y repeticiones a lo largo del tiempo para optimizar los resultados.

Tenga en cuenta que estas son pautas generales y que las preferencias y respuestas individuales a la capacitación pueden variar.
Es importante personalizar su programa de ejercicios en función de sus objetivos específicos, su nivel de condición física y sus consideraciones personales.

Si no está seguro de qué series y repeticiones son mejores para sus objetivos, comuníquese con un experto en fitness o un entrenador personal que pueda brindarle asesoramiento personalizado y garantizar que su plan de entrenamiento cumpla con sus objetivos.

EJERCICIOS PARA LA PARTE SUPERIOR DEL CUERPO

EJERCICIOS PARA LOS HOMBROS

Elevación de hombros hacia adelante

Párese en el centro de la banda de resistencia, sostenga un extremo en cada mano y levante los brazos hacia adelante hasta la altura de los hombros.
Duración: 2 series de 7 repeticiones

Elevación lateral de hombros

Párese en el centro de la banda de resistencia, sostenga un extremo en cada mano y levante los brazos hacia los lados.
Duración: 2 series de 7 repeticiones

Rotación externa

Sujete la banda a la altura del pecho, sujete un extremo en cada mano y gire los antebrazos hacia afuera contra la resistencia.
Duración: 2 series de 7 repeticiones

Press de hombros

Siéntese o párese sobre la banda, sostenga los extremos a la altura de los hombros y presione los brazos por encima de la cabeza.
Duración: 2 series de 7 repeticiones

EJERCICIOS PARA LA ESPALDA

Fila sentada
Siéntese con las piernas extendidas, sujete la banda y tire de ella hacia la cintura, apretando los omóplatos.
Duración: 2 series de 7 repeticiones

Jalón hacia atrás
Sujete la banda por encima de la cabeza, sostenga los extremos frente a usted y tire de la banda hacia abajo hasta el nivel del pecho.
Duración: 2 series de 7 repeticiones

Vuelo inverso
Párese sobre la banda, doble las caderas y levante los brazos hacia los lados.
Duración: 2 series de 7 repeticiones

tirón de cara

Ancle la banda a la altura del pecho, tire de la banda hacia su cara, manteniendo los codos más altos que sus muñecas.
Duración: 2 series de 7 repeticiones

EJERCICIOS DE PECHO

Prensa de pecho
Ancle la banda detrás de usted, sostenga los extremos frente a su pecho y presione hacia adelante.
Duración: 2 series de 5 repeticiones

Vuelo de pecho
Ancle la banda a la altura del pecho, extienda los brazos hacia el frente y júntelos en un movimiento de abrazo.
Duración: 2 series de 5 repeticiones

Baraja Pec
Sujete la banda a la altura de los hombros, sujete los extremos y acerque las manos frente al pecho.
Duración: 2 series de 5 repeticiones

EJERCICIOS DE BRAZOS

Curl de bíceps

Párese sobre la banda, sostenga los extremos a los costados y doble las manos hacia los hombros.
Duración: 2 series de 8 repeticiones

Curl de martillo

Párese sobre la banda, sostenga los extremos a los costados y doble las manos hacia los hombros con las palmas una frente a la otra.
Duración: 2 series de 8 repeticiones

Patada hacia atrás de tríceps

Ancle la banda a la altura de la cadera, sostenga un extremo en cada mano, extienda los brazos hacia atrás y apriete los tríceps.
Duración: 2 series de 5 repeticiones

Extensión de tríceps por encima de la cabeza

Sujete un extremo de la banda con ambas manos, levante los brazos por encima de la cabeza y extienda los codos.
Duración: 2 series de 5 repeticiones

EJERCICIOS PARA EL MANGUITO ROTADOR

Rotación interna

Coloque la banda a la altura de la cintura, sostenga un extremo en su mano y gire el brazo hacia adentro contra resistencia.
Duración: 2 series de 8 repeticiones

Retracción escapular

Coloque la banda a la altura del pecho, sujete los extremos con los brazos estirados y retraiga los omóplatos.
Duración: 2 series de 8 repeticiones

EJERCICIOS COMBINADOS

Separación de cuerpo completo

Párese sobre la banda, sosténgala frente a usted con los brazos estirados y separe la banda mientras aprieta los omóplatos.

Giro sentado con tracción de banda

Siéntese con la banda anclada, sostenga un extremo con ambas manos y gire la parte superior del cuerpo mientras tira de la banda.
Duración: 2 series de 7 repeticiones por lado

Remo vertical

Párese sobre la banda, sostenga los extremos frente a usted y levante las manos hacia los hombros, manteniendo los codos más altos que las muñecas.
Duración: 2 series de 7 repeticiones

Recuerda comenzar con un nivel de resistencia cómodo y concentrarte en la forma adecuada durante cada ejercicio. Aumenta gradualmente la resistencia a medida que tu fuerza mejore.

EJERCICIOS PARA LA PARTE INFERIOR DEL CUERPO

EJERCICIOS DE PIERNAS

Prensa de piernas
Siéntese en una silla y fije la banda debajo de sus pies.
Extiende las piernas hacia adelante, presionando contra la resistencia.

Extensión de piernas sentado
Siéntese en una silla con la banda anclada alrededor de un tobillo.
Extiende la pierna hacia adelante contra la resistencia.

Curl de piernas
Acuéstese boca abajo, sujete la banda alrededor de un tobillo y doble la pierna hacia arriba contra la resistencia.

Elevación lateral de piernas

Coloque la banda alrededor de un tobillo y
levante la pierna lateralmente contra la
resistencia.

Casa de molusco
Acuéstese de lado con la banda alrededor de los
muslos.
Abra y cierre las piernas, activando los
músculos externos de la cadera.

Apretar la parte interna del muslo
Coloca la banda por encima de las rodillas.
Siéntese o párese y junte las rodillas, activando
los músculos internos del muslo.

Extensión de rodillas sentado
Siéntese en el suelo con las piernas extendidas.
Ancle la banda alrededor de las puntas de los
pies y extienda las rodillas contra la resistencia.

Abducción de cadera sentado
Siéntese en una silla con la banda alrededor de
los muslos.
Abre las piernas contra la resistencia.

Aducción de cadera sentado

Siéntese en una silla con la banda alrededor de
los muslos.
Apriete las piernas contra la resistencia.

EJERCICIOS PARA GLÚTEOS

Puente de glúteos
Acuéstese boca arriba con la banda alrededor de
los muslos.
Levanta las caderas hacia el techo, apretando
los glúteos.

Patada hacia atrás de glúteos de pie
Ponte de pie con la banda alrededor de los
tobillos.
Patea una pierna hacia atrás contra la
resistencia.

Abducción de cadera de pie
Ponte de pie con la banda alrededor de los
tobillos.
Levante una pierna lateralmente contra la
resistencia.

Aducción de cadera de pie
Ponte de pie con la banda alrededor de los
tobillos.

Cruzar una pierna sobre la otra contra la resistencia.

Patadas de burro
Comience sobre manos y rodillas con la banda alrededor de los muslos.
Levante una pierna hacia atrás, activando los glúteos.

Boca de incendio
Comience sobre manos y rodillas con la banda alrededor de los muslos.
Levante una pierna lateralmente, manteniendo la rodilla doblada en un ángulo de 90 grados.

EJERCICIOS PARA CUÁDRICEPS

Flexión de rodillas sentado
Siéntese en una silla con la banda anclada alrededor de la parte posterior de la rodilla.
Flexione la rodilla contra la resistencia.

Extensión de rodillas de pie
Párese sobre la banda con un pie.
Extiende la rodilla contra la resistencia.

MOVIMIENTOS DE TODO EL CUERPO INFERIOR

Agacharse

Párese sobre la banda con los pies separados al ancho de los hombros.

Baje hasta una posición en cuclillas, manteniendo las rodillas alineadas sobre los dedos de los pies.

Caminata lateral

Coloca la banda alrededor de tus tobillos.

Dar pasos laterales, manteniendo la tensión en la banda.

Caminar hacia adelante

Coloca la banda alrededor de tus tobillos.

Dar pasos hacia adelante, manteniendo la tensión en la banda.

Prensa de piernas sentada con abducción de cadera

Siéntese en una silla con la banda alrededor de los muslos.

Presione las piernas hacia adelante mientras simultáneamente abre los muslos contra la resistencia.

Paso lateral con elevación de pierna
Coloca la banda alrededor de tus tobillos.
Da pasos laterales y levanta una pierna hacia un
lado.

Estocada inversa con abducción de piernas
Ancle la banda alrededor de un tobillo.
Da un paso atrás en una estocada mientras
levantas simultáneamente la pierna lateralmente
contra la resistencia.

Subidas de nivel
Ancle la banda debajo de un pie.
Sube a una superficie firme y levanta la rodilla
opuesta.

Sentadilla sumo con elevación de pantorrillas
Párese sobre la banda con los pies más
separados que el ancho de los hombros.
Realice una sentadilla sumo y agregue una
elevación de pantorrilla al final de cada
sentadilla.

Realice estos ejercicios con movimientos
controlados, concentrándose en mantener la
forma y la alineación adecuadas. Comience con

una banda de resistencia ligera y aumente gradualmente la tensión a medida que mejore su fuerza. Ajuste la cantidad de series y repeticiones según su nivel de condición física y escuche a su cuerpo durante todo el entrenamiento.

EJERCICIOS CON BANDAS DE RESISTENCIA PARA EL CENTRO

Giros rusos sentados
Siéntese en el suelo con las piernas extendidas.
Coloque la banda alrededor de un punto fijo y sujete los extremos.
Gira el torso de un lado a otro, activando los oblicuos.

Prensa Pallof
Ancle la banda a la altura del pecho.
Sujete la banda con ambas manos y presiónela hacia adelante frente a usted, resistiendo la rotación.

Corte anti-rotación
Coloque la banda a la altura de los hombros.
Sujete un extremo con ambas manos y corte diagonalmente hacia abajo a través de su cuerpo, resistiendo la rotación.

Elevación de piernas con resistencia de banda
Acuéstese boca arriba y fije la banda alrededor de los arcos de sus pies.

Levante las piernas hacia arriba, contrayendo
los abdominales inferiores.

VARIACIONES DE TABLÓN

Remo con plancha y banda

Ponte en posición de plancha con la banda
anclada debajo de tus manos.
Realiza remos tirando de un extremo de la
banda hacia el pecho.

Plancha lateral con alcance de banda

Coloque la banda a la altura de la cadera.
Ponte en posición de plancha lateral y lleva el
brazo superior hacia abajo y luego hacia arriba,
creando una rotación.

Abducción de cadera en plancha

En posición de plancha con la banda alrededor
de los tobillos.
Levante una pierna lateralmente contra la
resistencia.

EJERCICIOS PARA EL CORE
SENTADO Y DE PIE

Flexión de rodillas sentado

Siéntese en una silla con la banda alrededor de sus pies.

Levante las rodillas hacia el pecho contra la resistencia.

Giro oblicuo sentado

Siéntese en una silla con la banda anclada a la altura del pecho.

Sujete un extremo con ambas manos y gire el torso de lado a lado.

Rotación del torso de pie

Párese sobre la banda con los pies separados al ancho de los hombros.

Sujete la banda con ambas manos y gire el torso de lado a lado.

EJERCICIOS DINÁMICOS PARA EL CENTRO

Leñador de pie

Párese con los pies separados al ancho de los hombros.

Sujete la banda con ambas manos y corte en diagonal sobre su cuerpo.

Abdominales en bicicleta de pie

Párese sobre la banda con un pie.

Sujete la banda detrás de la cabeza y lleve la rodilla opuesta hacia el codo.

EJERCICIOS DE EXTENSIONES DE ESPALDA

Superman boca abajo

Acuéstese boca abajo con la banda anclada alrededor de los tobillos.

Levante los brazos y las piernas simultáneamente, activando la espalda baja.

Perro pájaro con resistencia de banda

Ponte en cuatro patas con la banda alrededor de los pies.

Extiende un brazo y la pierna opuesta contra la resistencia.

EJERCICIOS PARA EL CORE SENTADO Y SUPINO

Tracción de piernas sentado

Siéntese en el suelo con la banda anclada alrededor de un punto fijo.

Sujete la banda con ambas manos y tire de ella hacia usted, activando el centro del cuerpo.

Patadas de tijera sentado

Siéntese en una silla con la banda alrededor de sus pies.
Levante y baje las piernas con un movimiento similar al de una tijera.

Toque de punta en posición supina

Acuéstese boca arriba con la banda alrededor de los pies.
Levante y baje una pierna a la vez, golpeando el suelo con los dedos del pie.

Plancha con impulso de rodilla

En posición de plancha con la banda alrededor de los tobillos.
Lleva una rodilla hacia el pecho, activando el centro del cuerpo.

Remo sentado con rotación

Siéntese en el suelo con las piernas extendidas.
Ancle la banda alrededor de un punto fijo, sujete los extremos y realice remos con rotación.

Marcha de pie con banda elástica

Párese sobre la banda con los pies separados al ancho de las caderas.

Marche en el mismo lugar mientras tira de la banda hacia abajo con cada levantamiento de rodilla.

EJERCICIOS DE FUERZA CON BANDAS DE RESISTENCIA

EJERCICIOS DE FUERZA DE LA PARTE SUPERIOR DEL CUERPO

Remo inclinado

Párese sobre la banda, gire las caderas y tire de la banda hacia la caja torácica inferior.
Duración: 3 series de 7 repeticiones

Press de hombros

Párese sobre la banda, sostenga los extremos a la altura de los hombros y presione la banda por encima de su cabeza.
Duración: 3 series de 7 repeticiones

Elevación lateral

Párese sobre la banda, sostenga los extremos a los costados y levante los brazos hacia los costados.
Duración: 3 series de 5 repeticiones

Jalón hacia atrás

Sujete la banda por encima de la cabeza, sostenga los extremos frente a usted y tire de la banda hacia abajo hasta el nivel del pecho.
Duración: 3 series de 5 repeticiones

Prensa de pecho

Ancle la banda detrás de usted, sostenga los extremos frente a su pecho y presione hacia adelante.
Duración: 3 series de 5 repeticiones

Patada hacia atrás de tríceps

Ancle la banda a la altura de la cadera, sostenga un extremo en cada mano y extienda los brazos hacia atrás.
Duración: 3 series de 5 repeticiones

EJERCICIOS DE FUERZA PARA LA PARTE INFERIOR DEL CUERPO

Agacharse

Párese sobre la banda con los pies separados al ancho de los hombros, póngase en cuclillas y regrese a la posición inicial.
Duración: 3 series de 5 repeticiones

Estocadas

Da un paso atrás con un pie mientras sostienes
la banda en cada mano y bajas hasta hacer una
estocada.
Duración: 3 series de 5 repeticiones por pierna.

Peso muerto
Párese sobre la banda, doble las caderas y
levante el torso mientras mantiene una ligera
flexión en las rodillas.
Duración: 3 series de 5 repeticiones

Prensa de piernas
Siéntese en una silla, fije la banda debajo de sus
pies y extienda las piernas hacia adelante.
Duración: 3 series de 5 repeticiones

Empuje de cadera
Siéntese en el suelo, envuelva la banda
alrededor de sus muslos y levante las caderas
hacia el techo.

EJERCICIOS DE FUERZA DEL CENTRO

Prensa Pallof

Ancle la banda a la altura del pecho, sostenga la banda con ambas manos y presiónela hacia afuera.
Duración: 3 series de 5 repeticiones por lado

Giro ruso
Siéntese en el suelo, fije la banda y gire el torso, tocando la banda con el suelo en cada lado.
Duración: 3 series de 4 repeticiones por lado

Corte anti-rotación
Coloca la banda a la altura de los hombros, sujeta un extremo con ambas manos y corta hacia abajo en diagonal.
Duración: 3 series de 4 repeticiones por lado

Separación de cuerpo completo
Párese sobre la banda, sosténgala frente a usted con los brazos estirados y sepárela.
Duración: 3 series de 5 repeticiones

Sentadilla con press de hombros
Realiza una sentadilla y, mientras regresas a la posición de pie, presiona la banda por encima de tu cabeza.
Duración: 3 series de 5 repeticiones

Estocada inversa con flexión de bíceps

Da un paso atrás con un pie y realiza una estocada mientras realizas una flexión de bíceps.

Duración: 3 series de 4 repeticiones por pierna.

Saltos con banda de potencia

Párese sobre la banda, bájese hasta una media sentadilla y salte.

Duración: 3 series de 5 repeticiones

Tirón alto

Párese sobre la banda, doble las caderas y tire de la banda hacia los hombros.

Duración: 3 series de 5 repeticiones

Filas renegadas

En posición de plancha con las manos en la banda, realiza remos con cada brazo.

Duración: 3 series de 5 repeticiones por brazo.

Capítulo cinco

ENTRENAMIENTOS CON BANDAS DE RESISTENCIA

ENTRENAMIENTOS PARA LA PARTE SUPERIOR DEL CUERPO

Flexiones de bíceps
Párese sobre la banda y dóblela hacia los hombros.
Duración: 3 series de 5 repeticiones

Extensión de tríceps
Coloca la banda sobre tu cabeza y extiende los brazos.
Duración: 3 series de 5 repeticiones

Press de hombros
Párese sobre la banda, sostenga los extremos a la altura de los hombros y presione sobre su cabeza.
Duración: 3 series de 5 repeticiones

Fila sentada

Siéntese con las piernas extendidas, ancle la
banda y tire hacia la cintura.
Duración: 3 series de 5 repeticiones

Elevaciones laterales
Párese sobre la banda, levante los brazos hacia
los lados y bájelos.
Duración: 3 series de 5 repeticiones

Jalón hacia atrás
Sujete la banda por encima de la cabeza y tire
de ella hacia el pecho.
Duración: 3 series de 5 repeticiones

EJERCICIOS PARA LA PARTE INFERIOR DEL CUERPO

Prensa de piernas
Siéntese en una silla, fije la banda debajo de sus
pies y extienda las piernas.
Duración: 3 series de 5 repeticiones

Extensiones de piernas
Siéntese en una silla, sujete la banda alrededor
de un tobillo y extienda la pierna.
Duración: 3 series de 5 repeticiones

Elevaciones laterales de piernas

Coloque la banda alrededor de un tobillo y
levante la pierna hacia un lado.
Duración: 3 series de 4 repeticiones por pierna.

Abducción de cadera

Siéntese en una silla, sujete la banda alrededor
de un tobillo y mueva la pierna hacia afuera.
Duración: 3 series de 4 repeticiones por pierna.

ENTRENAMIENTOS BÁSICOS

Giros rusos sentados

Siéntese en el suelo, fije la banda y gire de lado
a lado.
Duración: 3 series de 5 repeticiones (3 por lado)

Prensa Pallof

Coloque la banda a la altura del pecho,
sosténgala con ambas manos y presione hacia
afuera.
Duración: 3 series de 4 repeticiones por lado

Remo con plancha y banda

En posición de plancha, rema con un extremo
de la banda hacia el pecho.
Duración: 3 series de 5 repeticiones

Elevación de piernas con resistencia de banda
Acuéstese boca arriba, fije la banda alrededor de sus pies y levante las piernas.
Duración: 3 series de 5 repeticiones

ENTRENAMIENTOS DE EQUILIBRIO Y ESTABILIDAD

Posición de pie sobre una pierna
Párese sobre una pierna mientras sostiene la banda para mantener el equilibrio.
Duración: 3 series de 30 segundos por pierna

Caminar de talón a punta
Camine en línea recta, colocando el talón de un pie contra la punta del otro.
Duración: 3 series de 10 pasos hacia adelante y hacia atrás.

Ejercicios de sentarse, levantarse y descansar con ayuda de una banda
Utilice la banda como ayuda durante la transición de estar sentado a estar de pie.
Duración: 3 series de 5 repeticiones

Separación de cuerpo completo

Párese sobre la banda, sosténgala al frente y
sepárela.

Duración: 3 series de 5 repeticiones

Sentadilla con press de hombros

Realiza una sentadilla y presiona la banda sobre
tu cabeza mientras estás de pie.

Duración: 3 series de 5 repeticiones

Caminando con resistencia

Camine hacia adelante, manteniendo la tensión
en la banda, y luego hacia atrás.

Duración: 3 series de 10 pasos hacia adelante y
hacia atrás.

ENTRENAMIENTOS DE FLEXIBILIDAD Y MOVILIDAD

Abridor de cofres
Sujeta la banda detrás de ti y abre el pecho.
Duración: 3 series de 15 segundos

Estiramiento del flexor de cadera
Coloca la banda alrededor de tu tobillo y tira hacia los glúteos para estirarla.
Duración: 3 series de 20 segundos por pierna

Estiramiento de los isquiotibiales
Siéntese en el suelo, enrolle la banda alrededor de un pie e inclínese hacia adelante para estirar los isquiotibiales.
Duración: 3 series de 20 segundos por pierna

ENTRENAMIENTOS CARDIOVASCULARES Y AERÓBICOS

Marcha en el mismo lugar con resistencia de banda
Marche en el mismo lugar, levantando las rodillas en alto, mientras sostiene la banda.

Duración: 3 series de 1 minuto

Saltos de tijera de pie
Ponte de pie en la banda y realiza saltos de tijera.
Duración: 3 series de 1 minuto

Marcha con rodillas elevadas
Marche en el mismo lugar, levantando las rodillas lo más alto posible.
Duración: 3 series de 1 minuto

ENTRENAMIENTOS DINÁMICOS

Salto con banda de potencia
Párese sobre la banda, bájese hasta una media sentadilla y salte.
Duración: 3 series de 5 repeticiones

Leñador
Coloca la banda en alto, gira y corta la banda en diagonal sobre tu cuerpo.
Duración: 3 series de 5 repeticiones por lado

Estocada inversa con flexión de bíceps

Da un paso atrás con un pie y realiza una estocada mientras realizas una flexión de bíceps.
Duración: 3 series de 5 repeticiones por lado

Giro sentado con tracción de banda
Siéntese con la banda anclada, sostenga un extremo con ambas manos y gire la parte superior del cuerpo mientras tira de la banda.
Duración: 3 series de 5 repeticiones por lado

PROGRAMA DE EJERCICIO RÁPIDO Y SENCILLO DE 30 DÍAS

Día 1-5 :
(10-15 minutos por día)

Calentamiento
Marchar en el mismo lugar durante 2 minutos.
Círculos con los brazos y balanceos de piernas durante 2 minutos.

Fuerza (Elige un ejercicio)
Marcha sentada (3 series de 7 marchas por pierna).
Flexiones de brazos contra la pared (3 series de 7 repeticiones).

Flexibilidad
Estiramientos de cuello y hombros (2 series de 10 segundos cada una).
Inclinación hacia adelante sentado (2 series de 15 segundos).

Balance

Posturas sobre una pierna (2 series de 15 segundos por pierna).

Día 6-10
(15-20 minutos al día)

Calentamiento
Marchar en el mismo lugar durante 2 minutos. Círculos con los brazos y balanceos de piernas durante 2 minutos.

Fuerza (Elige dos ejercicios)
Prensa de piernas sentado (3 series de 5 repeticiones).
Flexiones de bíceps (3 series de 10 repeticiones por brazo).

Flexibilidad
Estiramientos laterales (2 series de 15 segundos cada una).
Giros de columna sentado (2 series de 15 segundos de cada lado).

Balance
Caminata de talón a punta (2 series de 10 pasos hacia adelante y hacia atrás).

Día 11-20 :

(20-25 minutos al día)

Calentamiento

Marcha en el mismo lugar durante 3 minutos
Círculos con los brazos y balanceos de piernas
durante 3 minutos.

Fortaleza

Sentadilla contra la pared (3 series de 20
segundos)
Press de hombros (3 series de 5 repeticiones)
Remo sentado (3 series de 5 repeticiones)

Flexibilidad

Estiramiento para abrir el pecho (2 series de 20
segundos).
Estiramiento de isquiotibiales sentado (2 series
de 20 segundos).

Balance

Paradas sobre una pierna con los ojos cerrados
(2 series de 10 segundos por pierna).

Día 21-30

(25-30 minutos al día)

Calentamiento
Marchar en el mismo lugar durante 4 minutos.
Círculos con los brazos y balanceos de piernas
durante 4 minutos.

Fortaleza
Sentadillas con peso corporal (3 series de 4
repeticiones).
Fondos de tríceps (3 series de 4 repeticiones).
Extensiones de piernas (3 series de 4
repeticiones).
Giros rusos sentados (3 series de 4 giros por
lado).

Flexibilidad
Estiramientos de cuerpo completo (2 series de
20 segundos cada una).

Balance
Postura en tándem (2 series de 15 segundos
cada pie delante del otro).

Realiza tu programa de entrenamiento 4-5 veces
por semana, tomando al menos un día de
descanso entre sesiones.
Escuche a su cuerpo y ajuste sus ejercicios
según sea necesario.

Mantente hidratado y respira profundamente durante toda la rutina.

Capítulo seis

PASOS PARA LA RECUPERACIÓN DESPUÉS DEL ENTRENAMIENTO

La recuperación posterior al entrenamiento es un aspecto importante de cualquier rutina de ejercicios, ya que promueve una salud física y fisiológica óptima al tiempo que minimiza el riesgo de lesiones.

Enfriarse

Reduce gradualmente la intensidad durante los últimos 5 a 10 minutos de tu entrenamiento.
El enfriamiento gradual evita que la sangre se acumule en las extremidades, promueve una disminución gradual de la frecuencia cardíaca y permite que el cuerpo pase de un estado de ejercicio a un estado de reposo.

Hidratación

Beber líquidos que contengan electrolitos.
La hidratación es importante para reponer el agua perdida a través del sudor y mantener el equilibrio electrolítico, que es importante para

la función muscular y la actividad celular general.

Ingesta de proteínas
Coma un refrigerio o una comida rica en proteínas entre 30 minutos y 1 hora después del ejercicio.
La proteína es esencial para la reparación y el crecimiento muscular.
Cuando se toma inmediatamente después del entrenamiento, favorece el proceso de recuperación.

Extensión
Incluye estiramiento estático que se centra en los principales grupos musculares.
El estiramiento ayuda a mantener la flexibilidad, reducir la rigidez muscular y mejorar la movilidad de las articulaciones, lo que contribuye a aumentar la movilidad general.

Rodillo de espuma
Utilice un rodillo de espuma para realizar la autoliberación miofascial.
El rodillo de espuma alivia la tensión muscular y los puntos gatillo, aumenta la circulación

sanguínea y reduce el riesgo de desequilibrios y lesiones musculares.

Terapia de compresión

Considere utilizar una prenda de compresión o una manga de compresión.

La terapia de compresión reduce el dolor muscular y la inflamación y promueve la recuperación al mejorar la circulación sanguínea y minimizar la hinchazón.

Comidas nutritivas

Consuma una dieta equilibrada que combine carbohidratos, proteínas y grasas saludables.

Una dieta nutritiva favorece la recuperación general reponiendo las reservas de glucógeno, proporcionando aminoácidos esenciales y aportando las vitaminas y minerales necesarios.

Dormir

Intente dormir entre 7 y 9 horas de calidad.

Un sueño adecuado es fundamental para la recuperación física y mental, la regulación hormonal y la salud general.

Recuperación activa

Considere actividades de baja intensidad en sus
días de recuperación.
El ejercicio ligero, como caminar o nadar,
mejora el flujo sanguíneo a los músculos,
reduce la rigidez y acelera la recuperación sin
ejercer presión adicional sobre el cuerpo.

CONCLUSIÓN

Este libro sirve como una guía completa para navegar por el complejo panorama del fitness y el bienestar desde una perspectiva profesional.

Desde los sutiles beneficios del ejercicio con bandas de resistencia para personas mayores hasta las complejidades de establecer un programa de ejercicio integral, cada capítulo profundiza en la ciencia y el arte de lograr una salud óptima.
La consideración cuidadosa del sueño como una parte importante del proceso de recuperación posterior al ejercicio enfatiza el enfoque holístico adoptado a lo largo de este libro.

Combinando conocimientos de expertos y estrategias prácticas, esta guía ayuda a las personas no solo a comprender sino también a implementar prácticas basadas en evidencia para mejorar la fuerza, la movilidad y la salud general.

Embárcate en un viaje de bienestar y prepárate con el conocimiento para realizar una variedad de ejercicios, desde estiramientos amigables para las articulaciones hasta entrenamiento de fuerza dinámico.

Contiene entrenamientos específicos con instrucciones paso a paso y duraciones, brindando a los lectores una hoja de ruta concreta para comenzar su viaje de acondicionamiento físico con confianza.

Esto es más que una simple colección de ejercicios, es una descripción general integral que fomenta una comprensión más profunda de la compleja relación entre la actividad física, la recuperación y el bienestar sostenible. Cuando las personas adoptan la sabiduría contenida en estas páginas, se embarcan en un viaje de transformación hacia vidas más saludables y vibrantes.